기억력 훈련

친구 찾기 1

친구의 인상착의 설명을 잘 기억하고, 다음 장으로 넘어가세요.

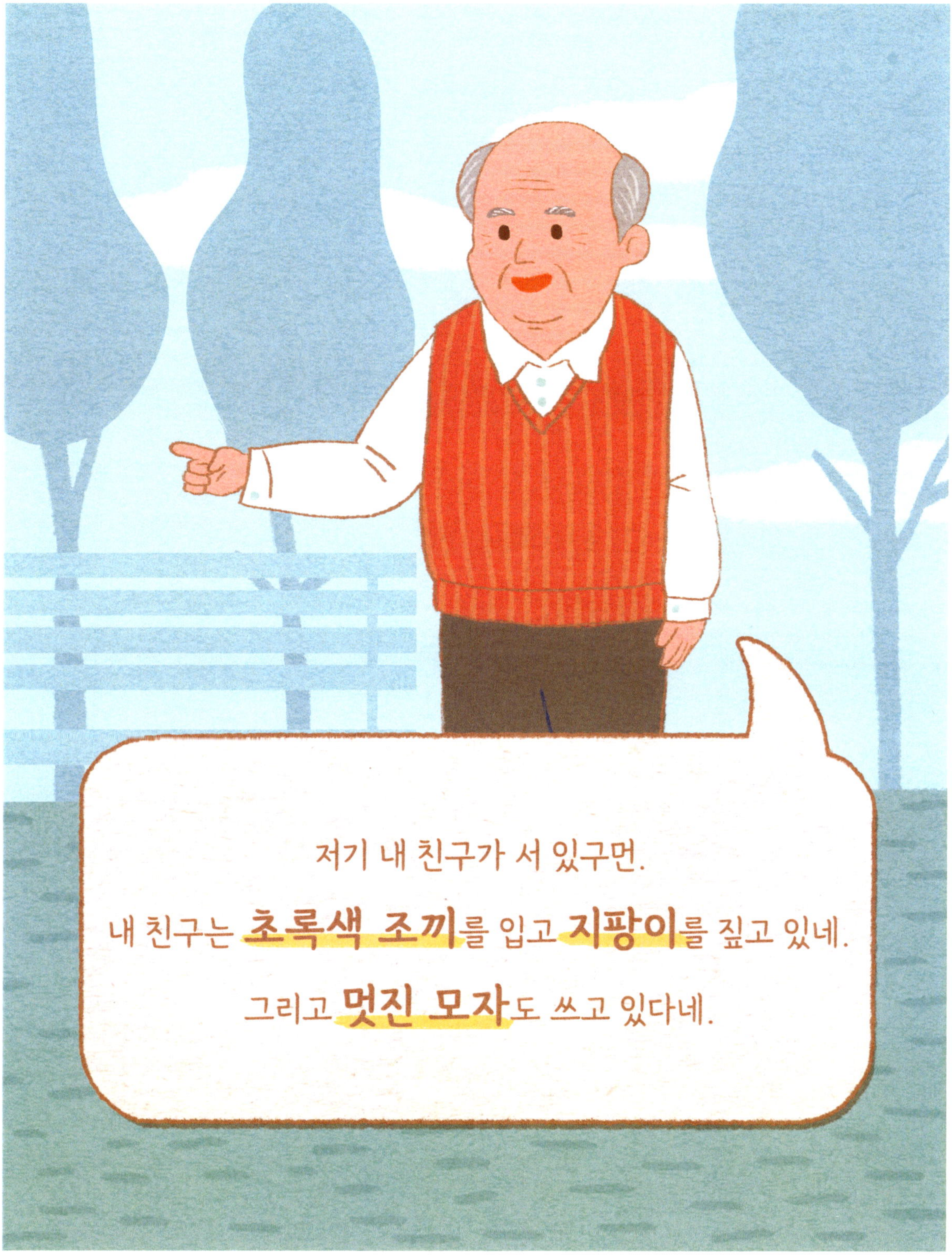

저기 내 친구가 서 있구먼.
내 친구는 **초록색 조끼**를 입고 **지팡이**를 짚고 있네.
그리고 **멋진 모자**도 쓰고 있다네.

기억력 훈련

친구 찾기 2

앞 장을 잘 기억해 보고, 친구를 찾아 동그라미 해보세요.

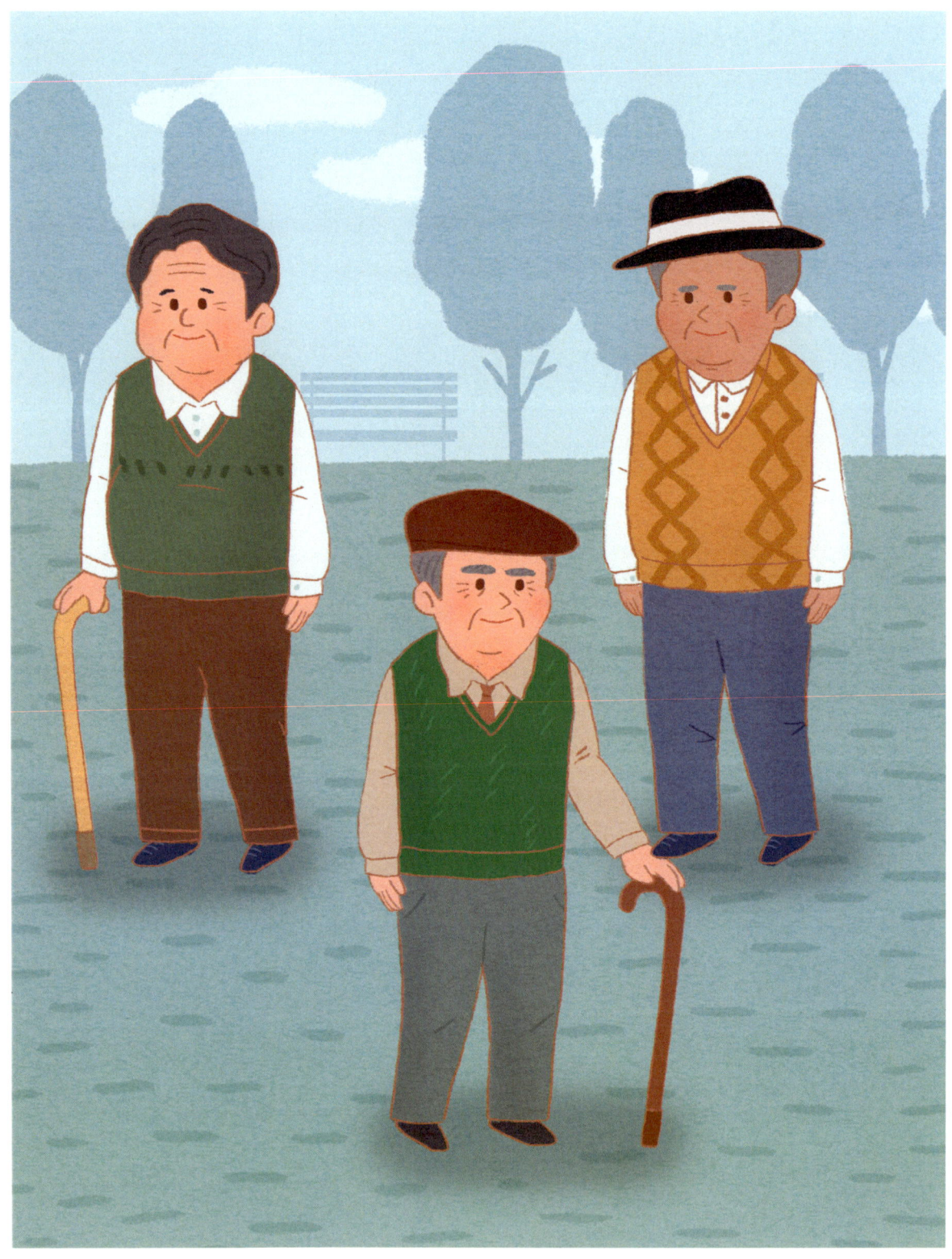

성냥개비 놀이

아래 문제를 읽고 움직여야 하는 성냥개비를 찾아 동그라미 해보세요.

성냥개비 1개만 움직여서 정사각형 3개를 만드세요.

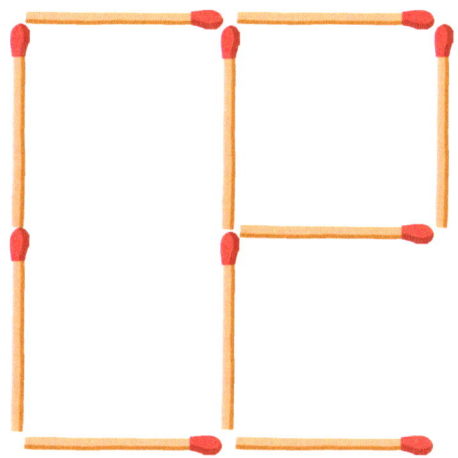

성냥개비 3개를 움직여서 삼각형 5개를 만드세요.
단, 삼각형 크기는 상관없어요.

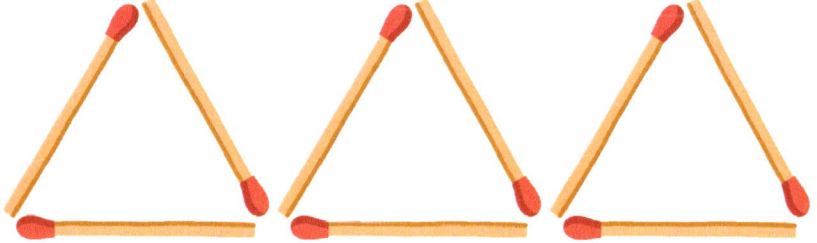

현실감각 훈련   년 월 일 요일

긴급 전화번호

아래 문제를 읽고 알맞은 정답을 찾아보세요.

불이 났을 때 전화해야 하는 긴급 전화번호를 적어보세요.

화재가 났을 때 불을 끄며 위급한 일이 있을 때 구조하는 일을 하는 공공 기관은 어디일까요?

범죄가 일어났을 때 전화해야 하는 긴급 전화번호를 적어보세요.

국민의 생명과 재산을 보호하고 범죄를 막는 직업은 무엇인가요?

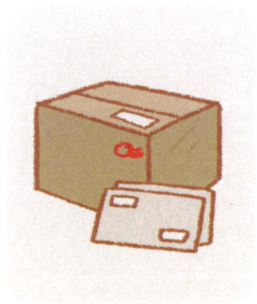 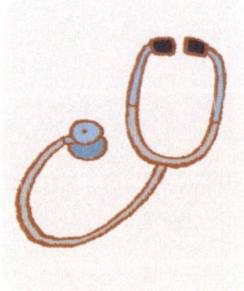 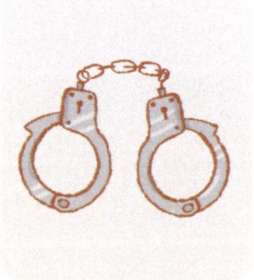 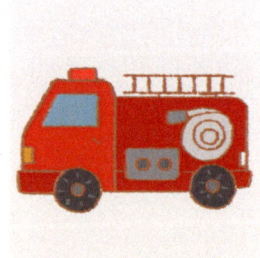

우체부   의사   경찰관   소방관

똑같이 색칠하기

왼쪽 그림을 보고 오른쪽에 똑같이 색칠해 보세요.

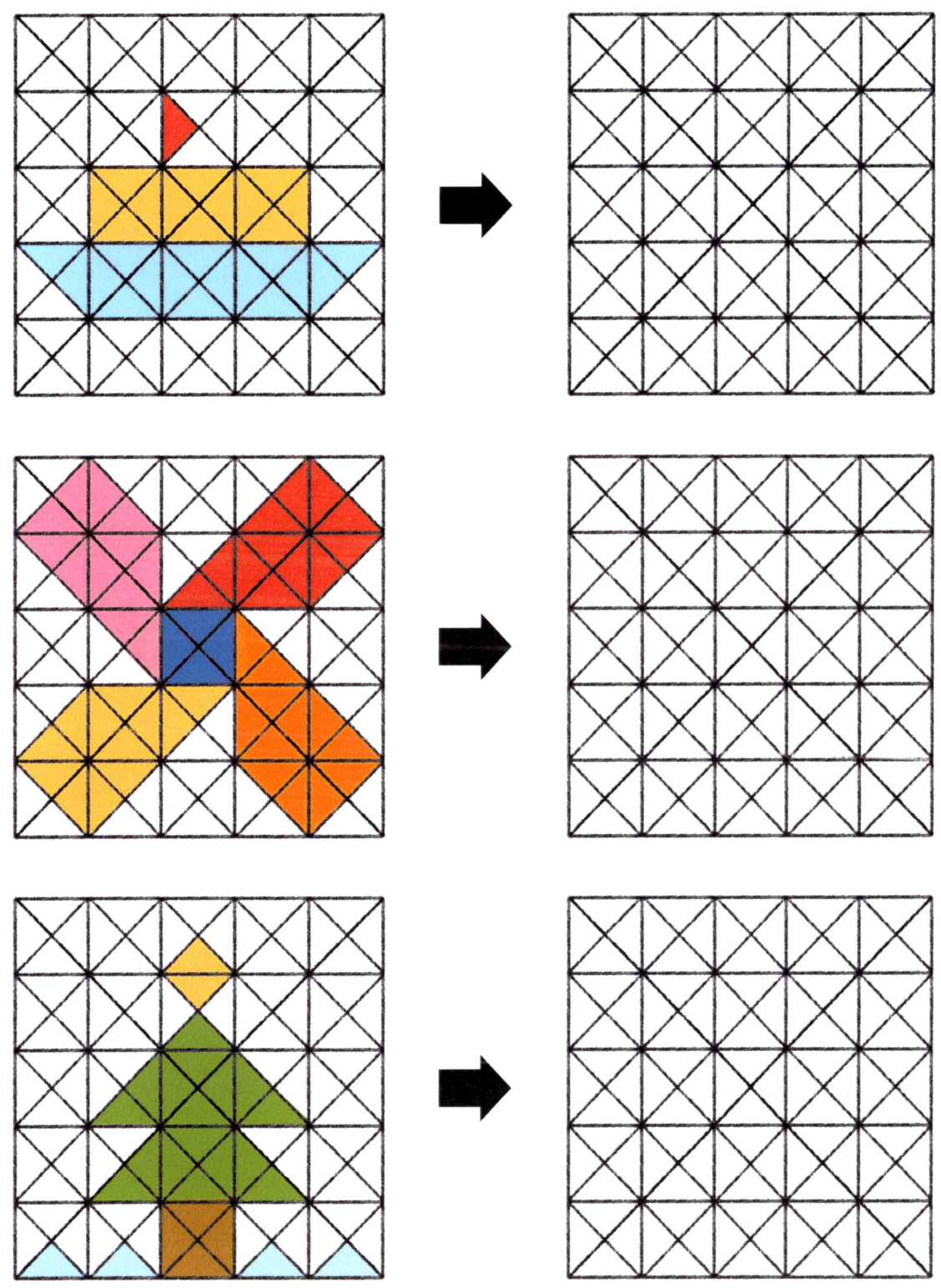

계산력 훈련

맛있는 떡

맛있는 떡을 산 후 돈이 얼마나 남았는지 계산해 보세요.

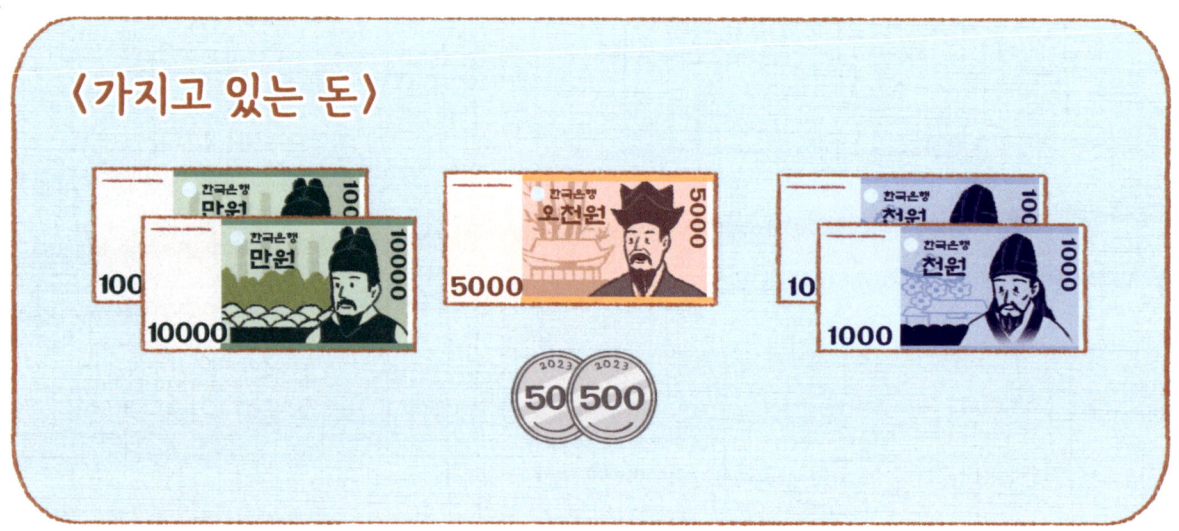

〈가지고 있는 돈〉

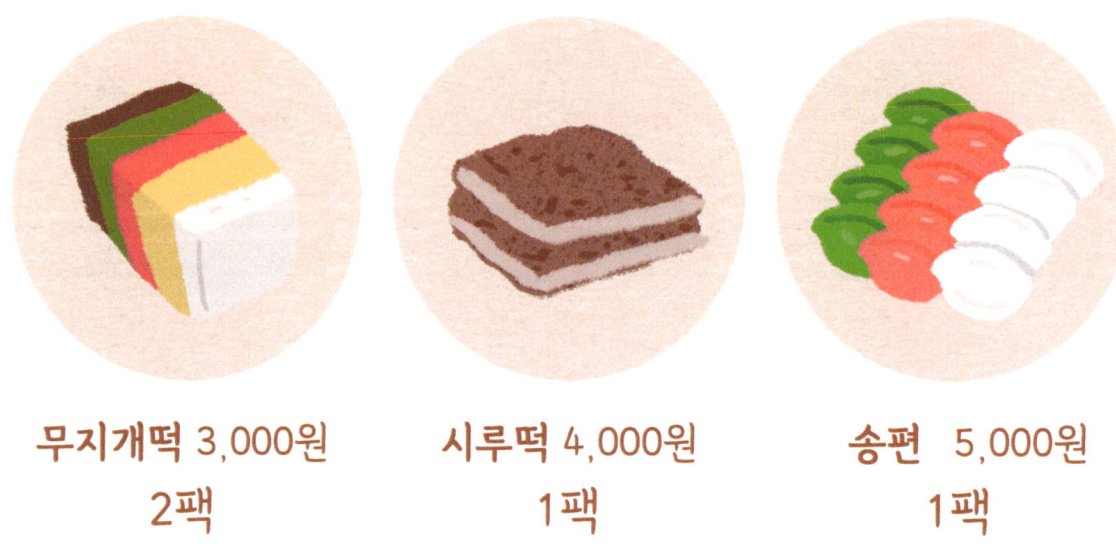

〈사려고 하는 떡〉

무지개떡 3,000원
2팩

시루떡 4,000원
1팩

송편 5,000원
1팩

남은 금액은 _____ 원입니다.

집중력 훈련 　　　　　　　　　　　　　　　　　　　년　월　일　요일

사자성어

겹쳐 있는 글자를 보고 알맞은 사자성어를 적어보세요.

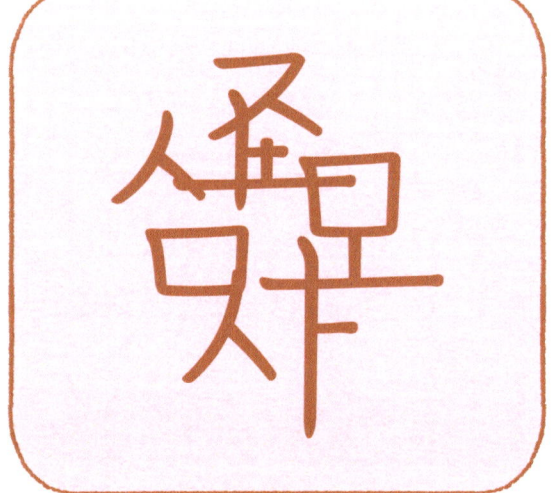

_ _ _ _

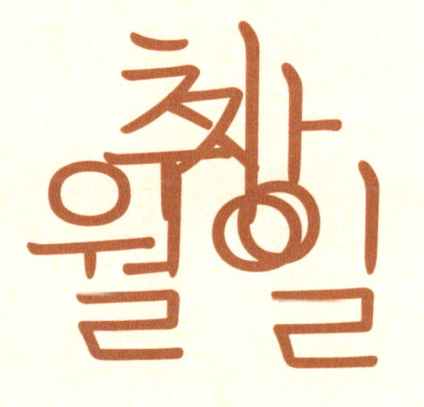

_ _ _ _

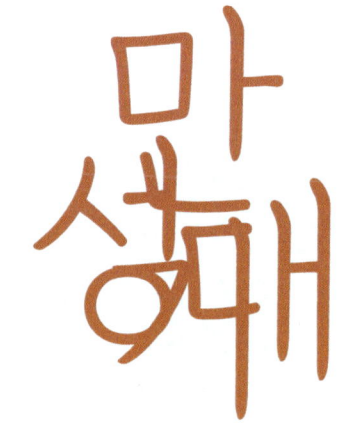

_ _ _ _

나라 이름 찾기

가로, 세로, 대각선에 숨어 있는 나라 이름을 찾아보세요.

🇨🇦 캐나다　　🇰🇷 대한민국

대	두	베	캐	한	곡
한	미	대	트	리	독
민	궁	한	두	남	일
곡	탑	민	너	일	분
독	다	국	캐	나	다
이	베	트	너	독	이

🇻🇳 베트남　　🇩🇪 독일

사고력 훈련

세탁소 가는 길

옷을 맡기러 세탁소에 가려고 해요. 세탁소까지 가는 길을 찾아보세요.

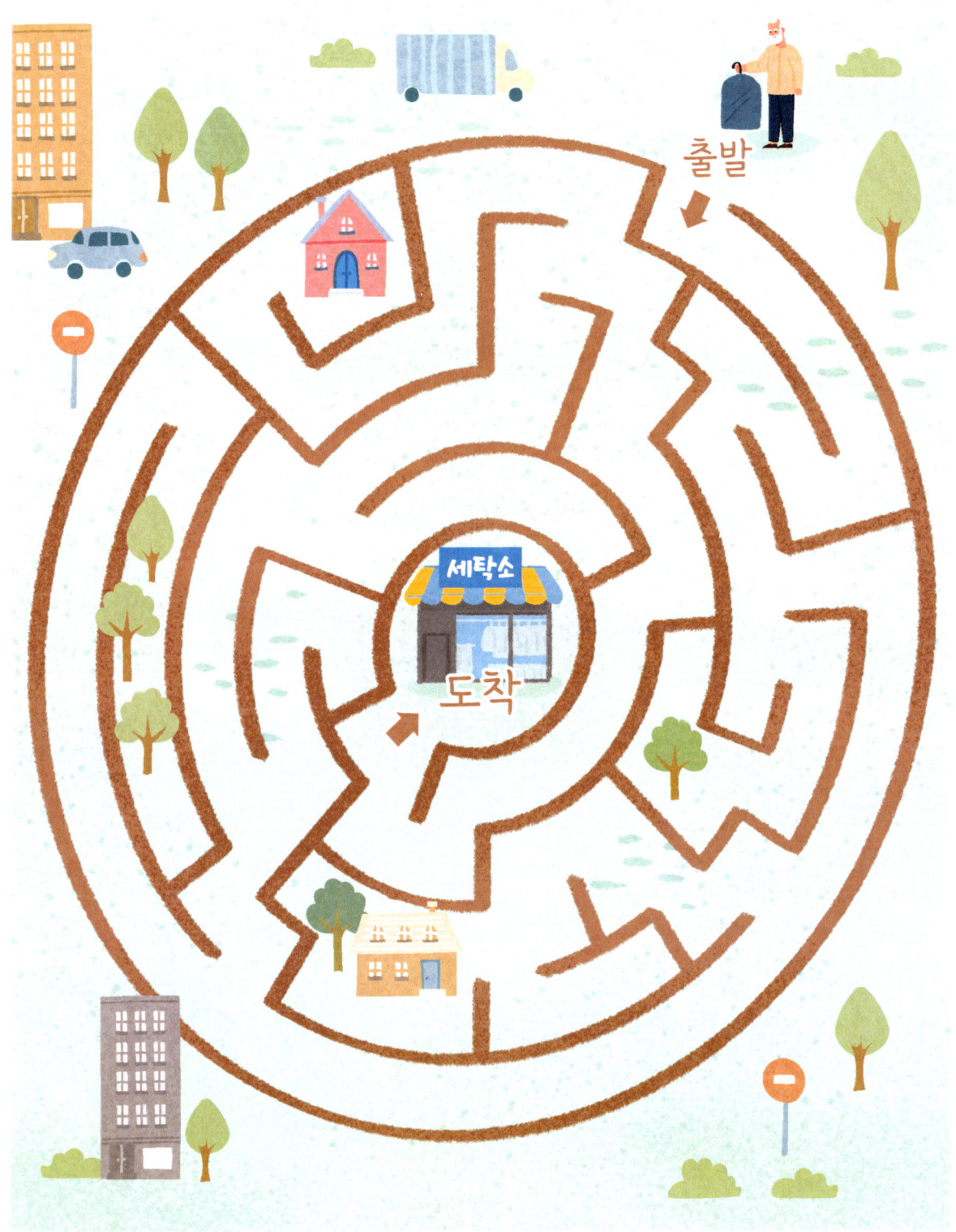

내가 좋아하는 노래

내가 가장 좋아하는 노래를 생각하며 아래 질문에 답해보세요.

내가 좋아하는 노래 제목을 적어보세요.

_____

위 노래는 어떤 가수의 것인가요?

_____

위 노래를 좋아하는 이유는 무엇인가요?

_____

_____

위 노래에서 가장 좋아하는 가사를 한 구절 적어보세요.

_____

_____

모양 따라 그리기

아래 점선을 따라 그려보세요.

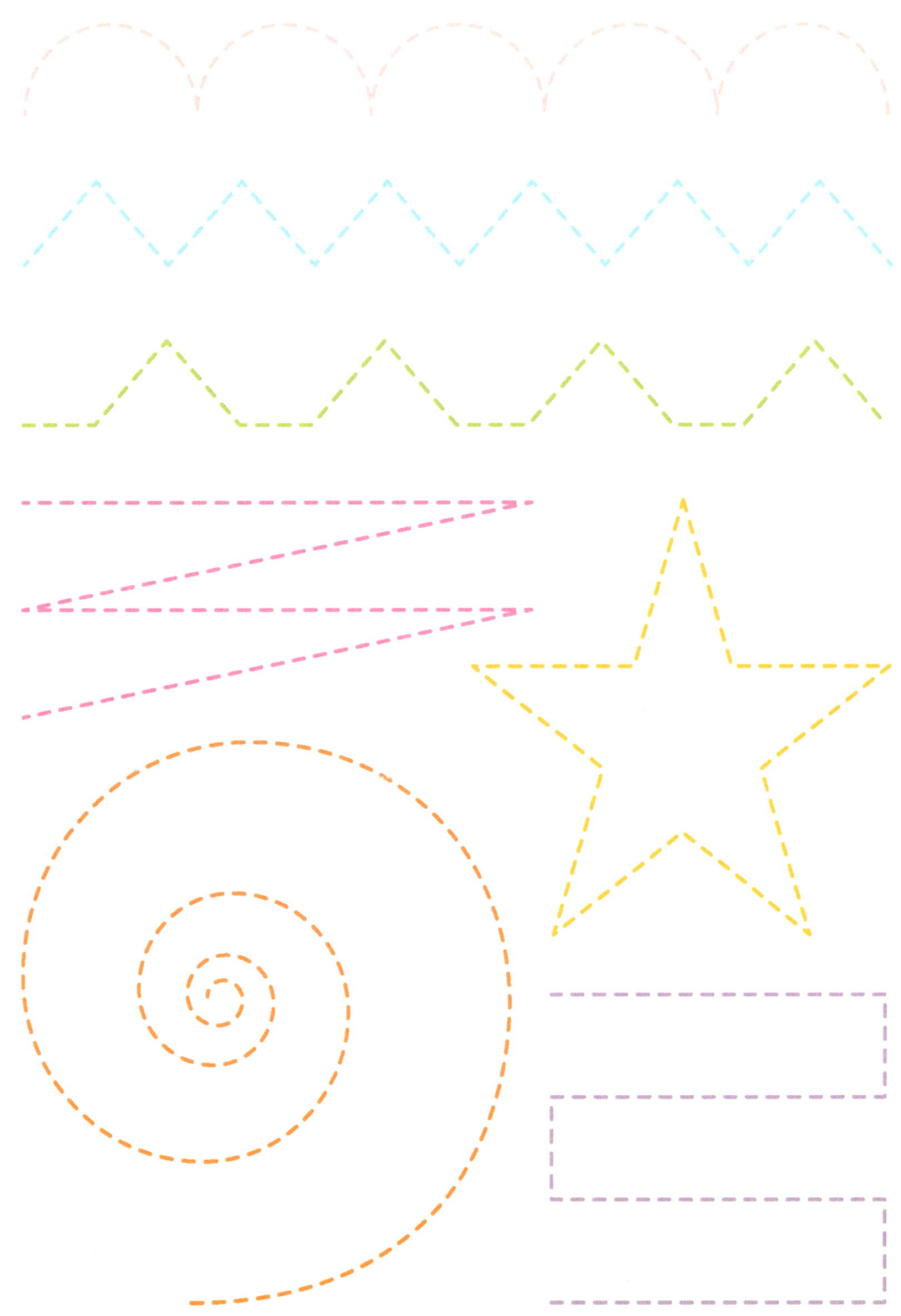

숫자 점잇기

숫자 1부터 순서대로 선을 이어보세요.

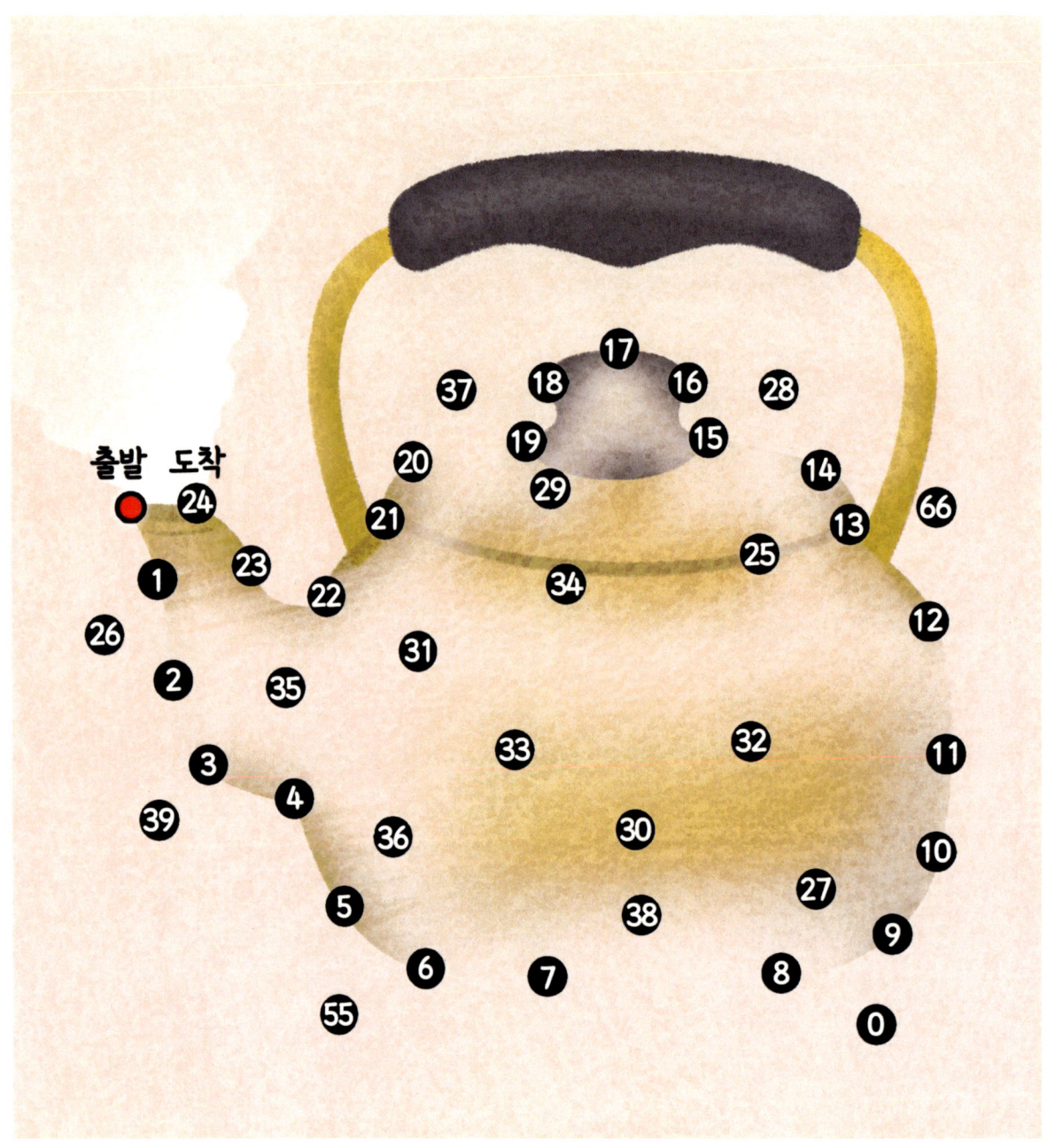

어떤 그림이 되나요?   정답: _____

마지막에 끝나는 숫자는 무엇인가요?   정답: _____

집중력 훈련

다른 꽃 찾기

두 꽃밭을 비교해 서로 다른 그림을 모두 찾아 동그라미 해보세요.

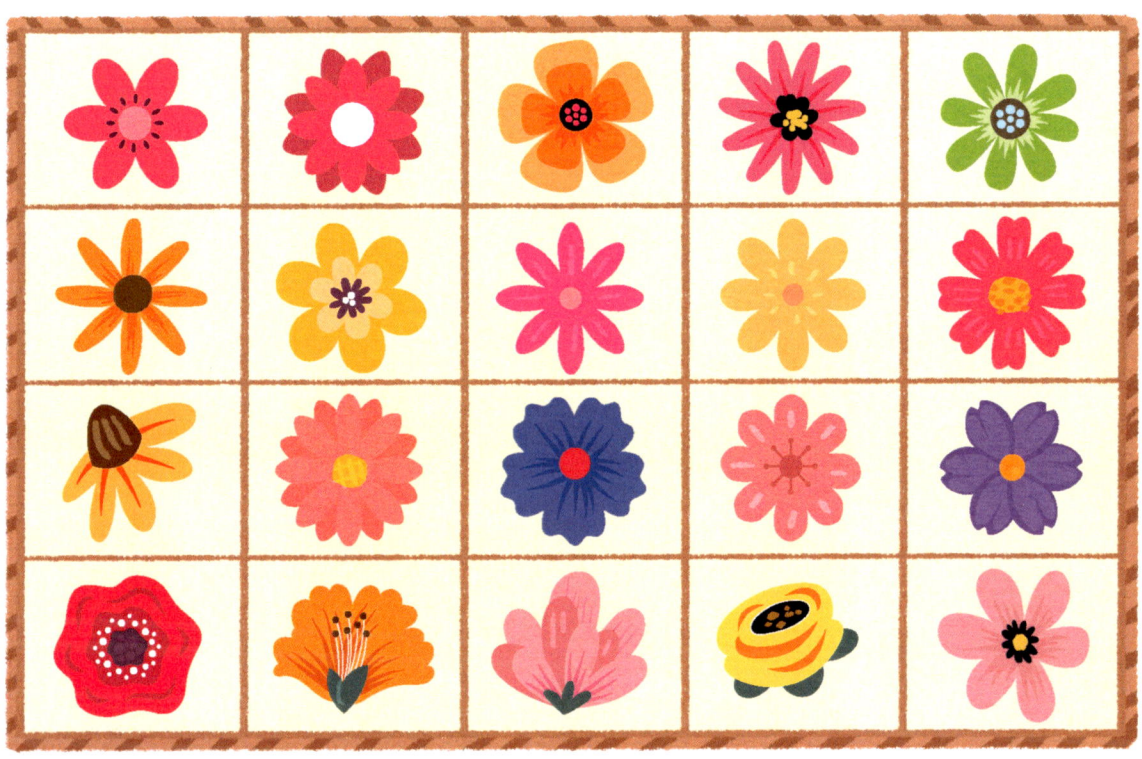

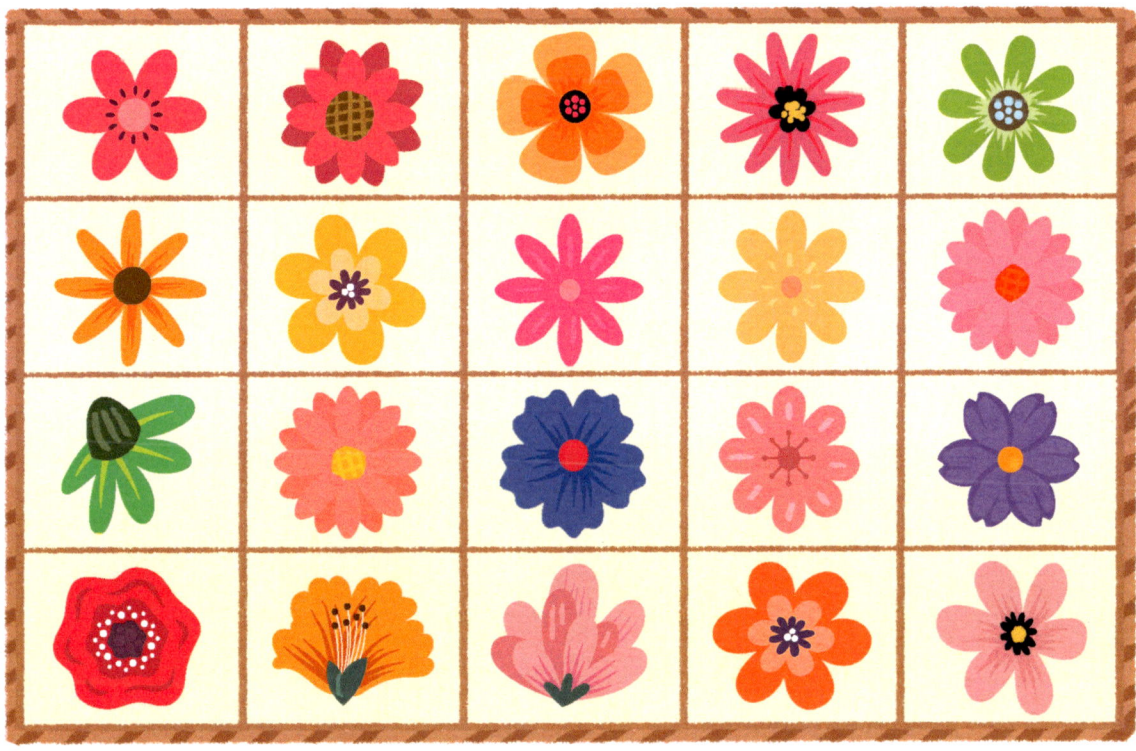

틀린 속담 고치기

아래 속담에서 틀린 부분을 찾아 고쳐 적어보세요.

> 남의 떡이 더 작아 보인다.

_____

> 말 한마디에 열 냥 빚을 갚는다.

_____

> 호랑이도 밟으면 꿈틀한다.

_____

기억력 훈련

냉장고에는 1

냉장고 안의 모습을 잘 기억하고, 다음 장으로 넘어가세요.

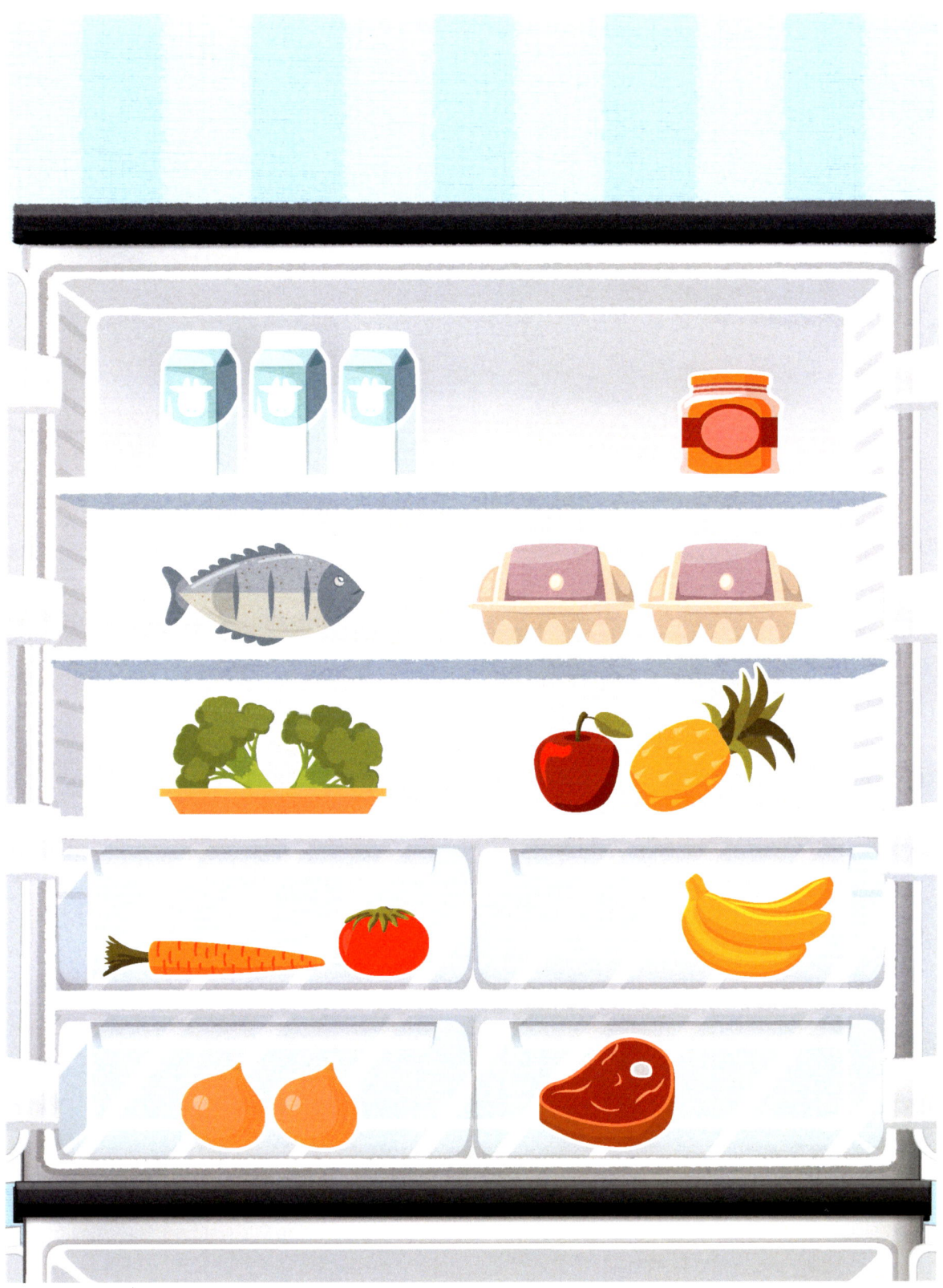

냉장고에는 2

앞 장을 잘 기억해 보고, 바뀐 모습 네 군데를 찾아 동그라미 해보세요.

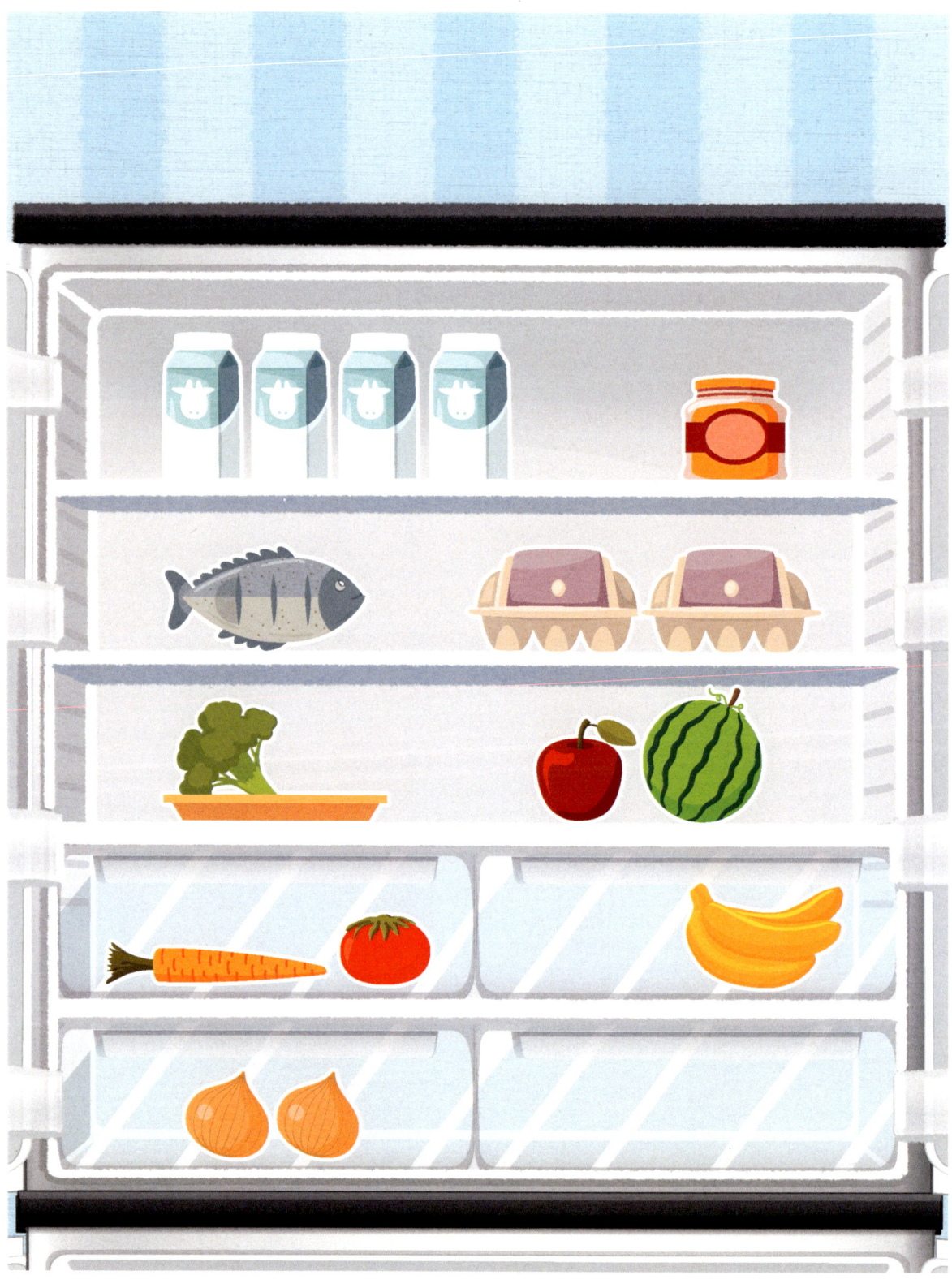

양말 짝 맞추기

알맞은 양말 짝을 찾아 선으로 연결해 보세요.

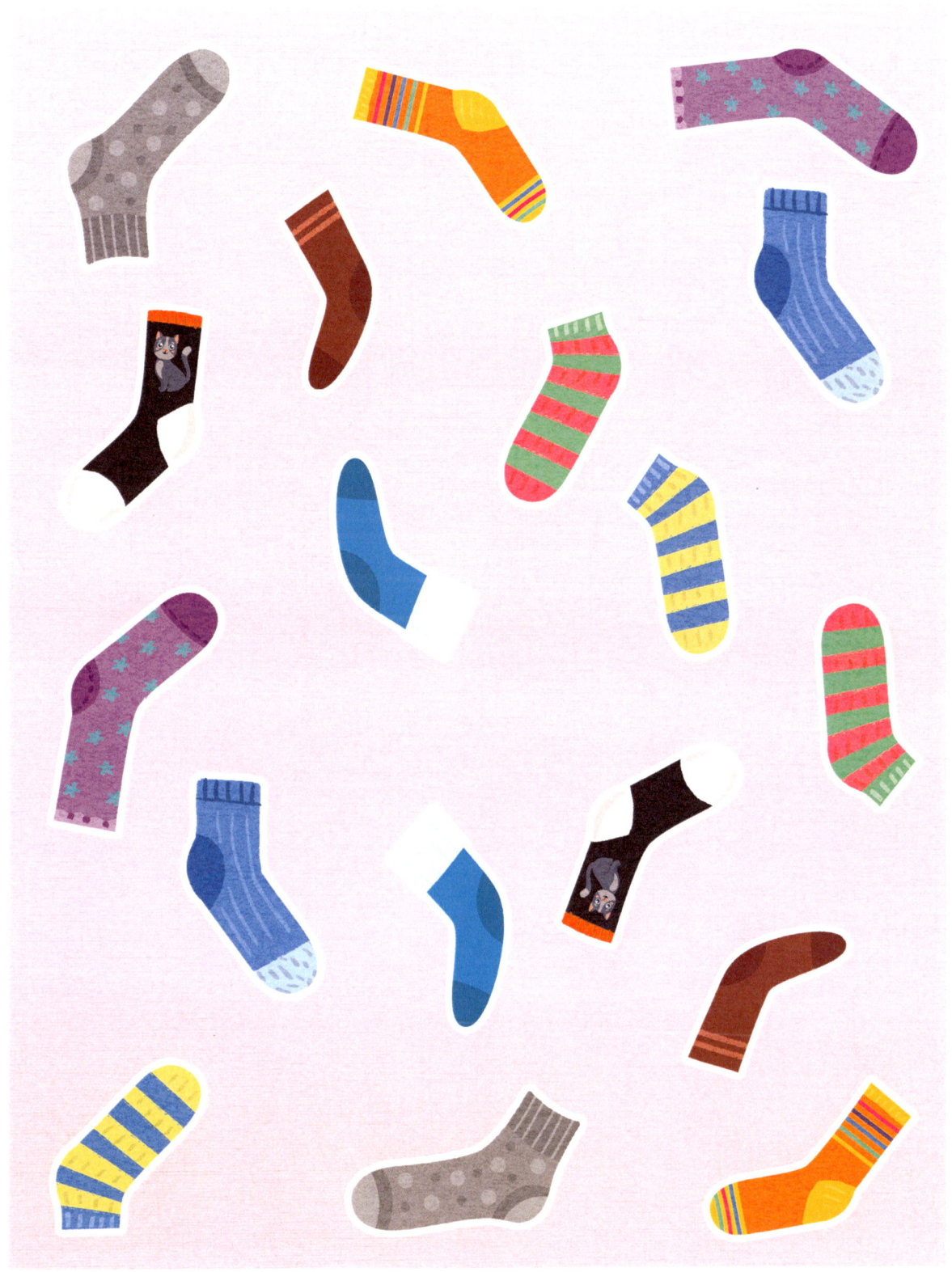

그림 완성하기

동그라미 모양을 이용해 자유롭게 그림을 완성해 보세요.

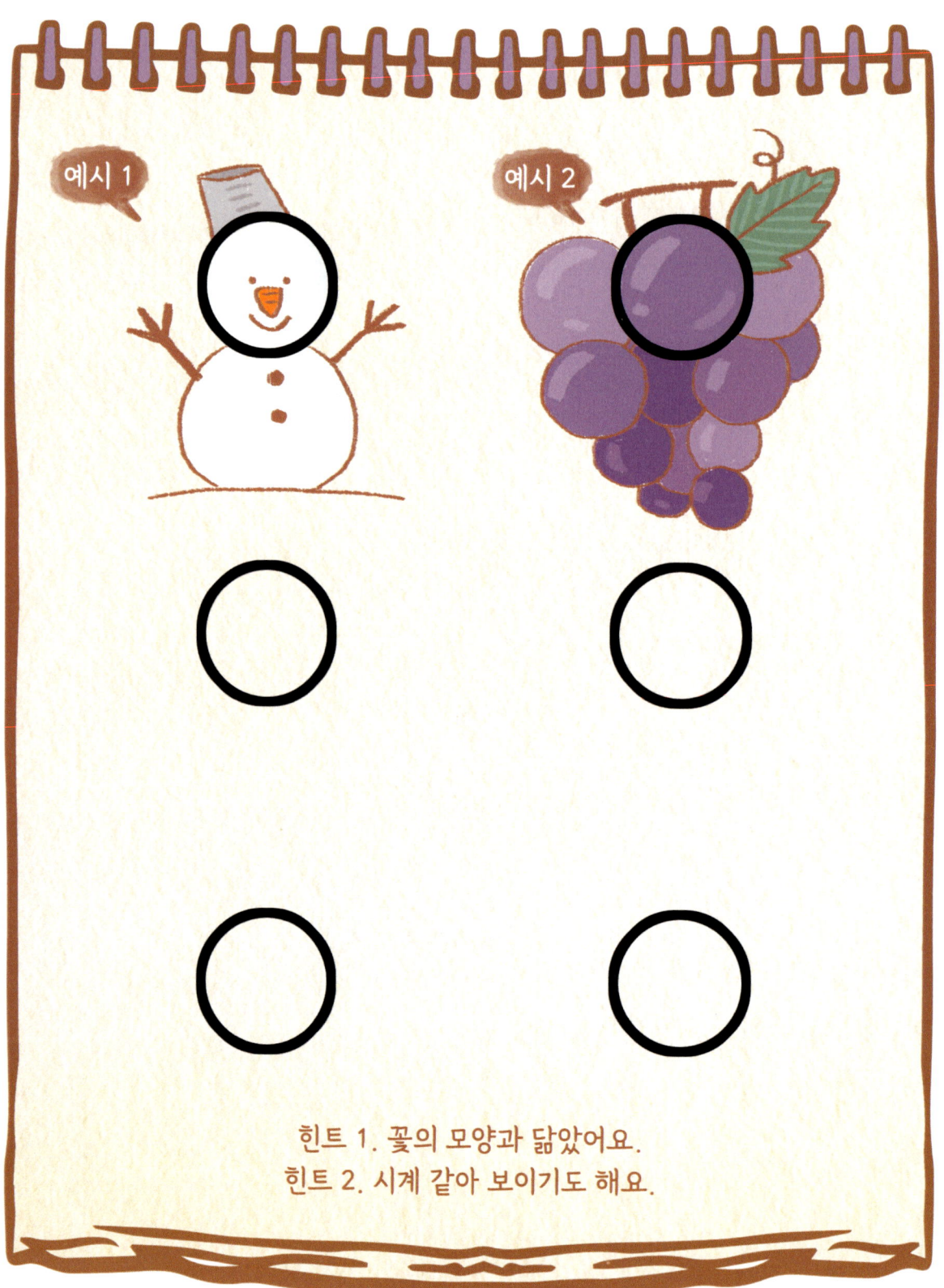

힌트 1. 꽃의 모양과 닮았어요.
힌트 2. 시계 같아 보이기도 해요.

친구네 집 찾기

아래 찢어진 사진을 보고 친구네 집을 찾아보세요.

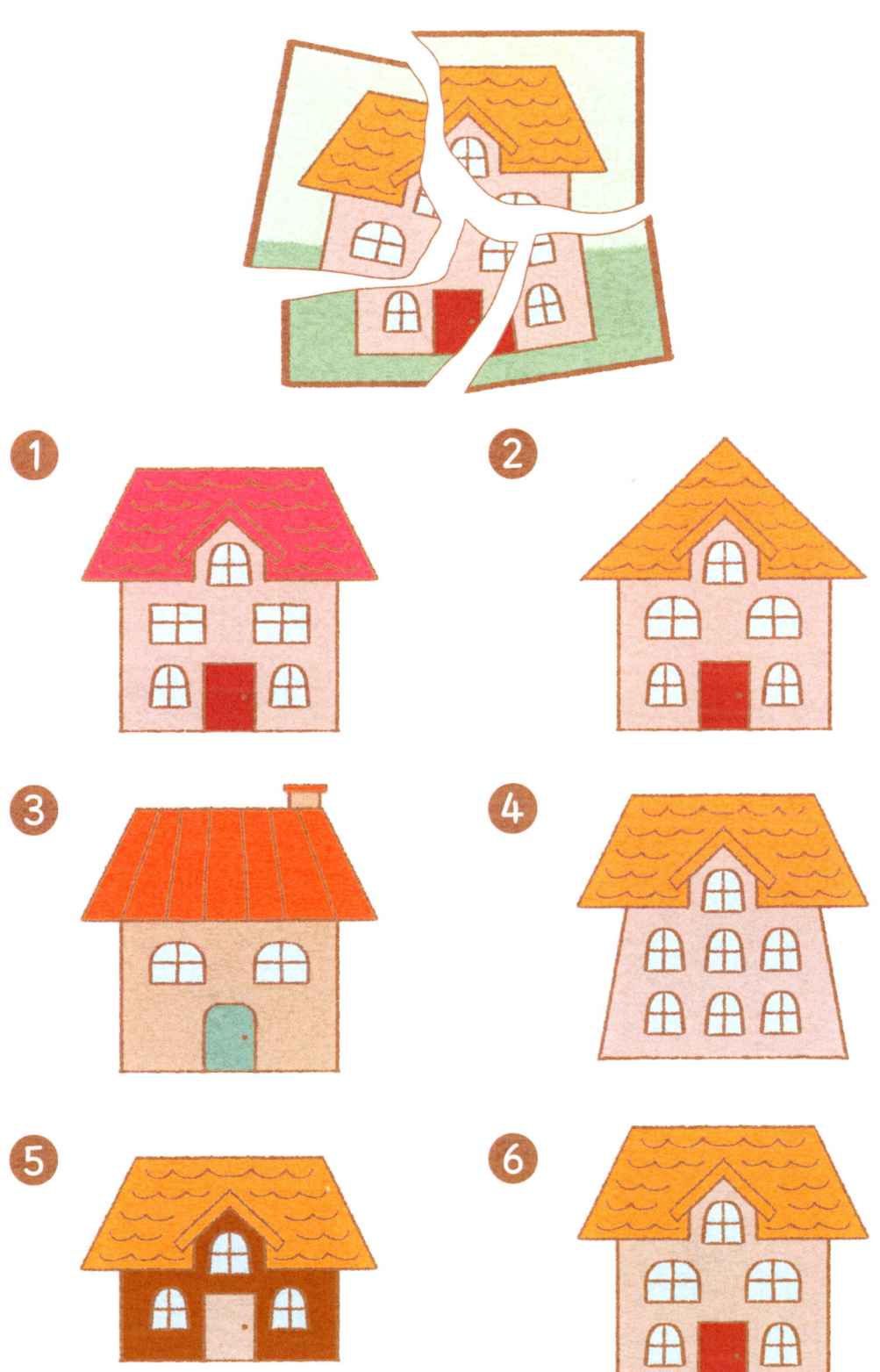

그림 끝말잇기

아래 도형이 있는 자리에 들어갈 알맞은 그림을 찾아 끝말잇기를 연결해 보세요.

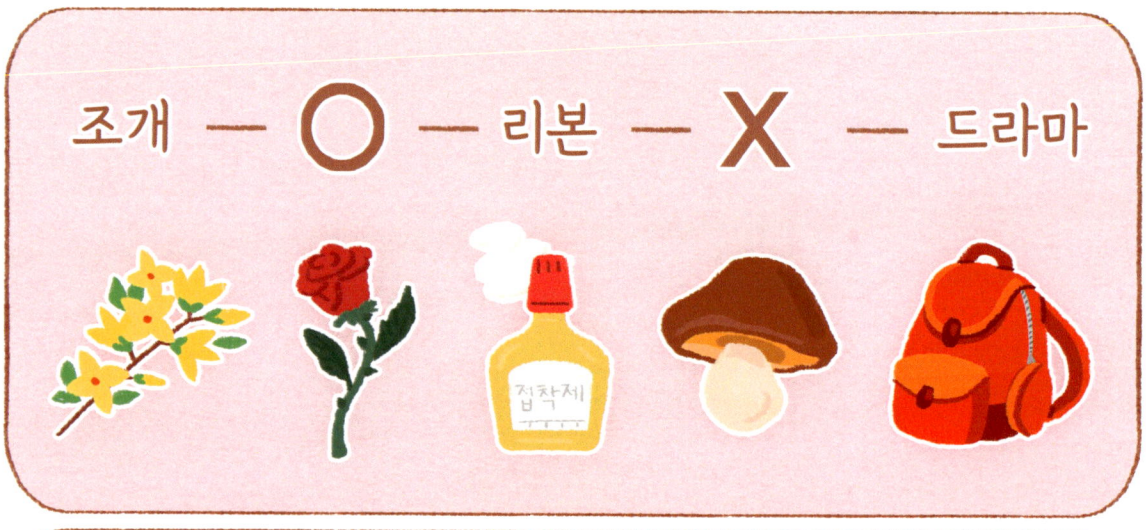

조개 — ○ — 리본 — X — 드라마

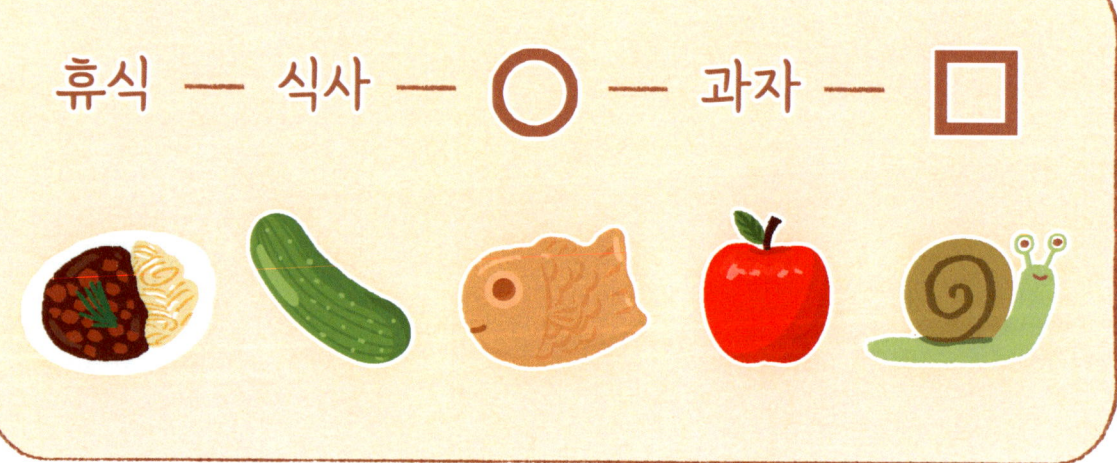

휴식 — 식사 — ○ — 과자 — □

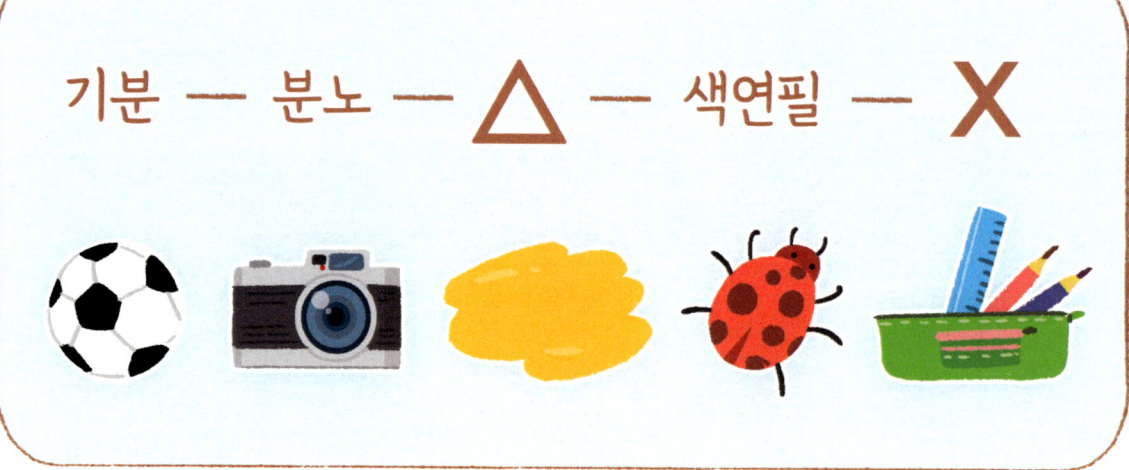

기분 — 분노 — △ — 색연필 — X

현실감각 훈련　　　　　　　　　　　　　　　　　년　월　일　요일

한 일과 할 일 적어보기

한 일과 할 일을 생각해 보며 아래 질문에 답해보세요.

오늘 일어나서 제일 먼저 한 일은 무엇인가요?

_____

이번 주에 만난 사람은 누구인가요?

_____

이번 주의 가장 중요한 일은 무엇이었나요?

_____

_____

다음 주에 할 가장 중요한 일은 무엇인가요?

_____

_____

의류의 이름

빈칸에 알맞은 글자를 써넣어, 의류의 이름을 완성해 보세요.

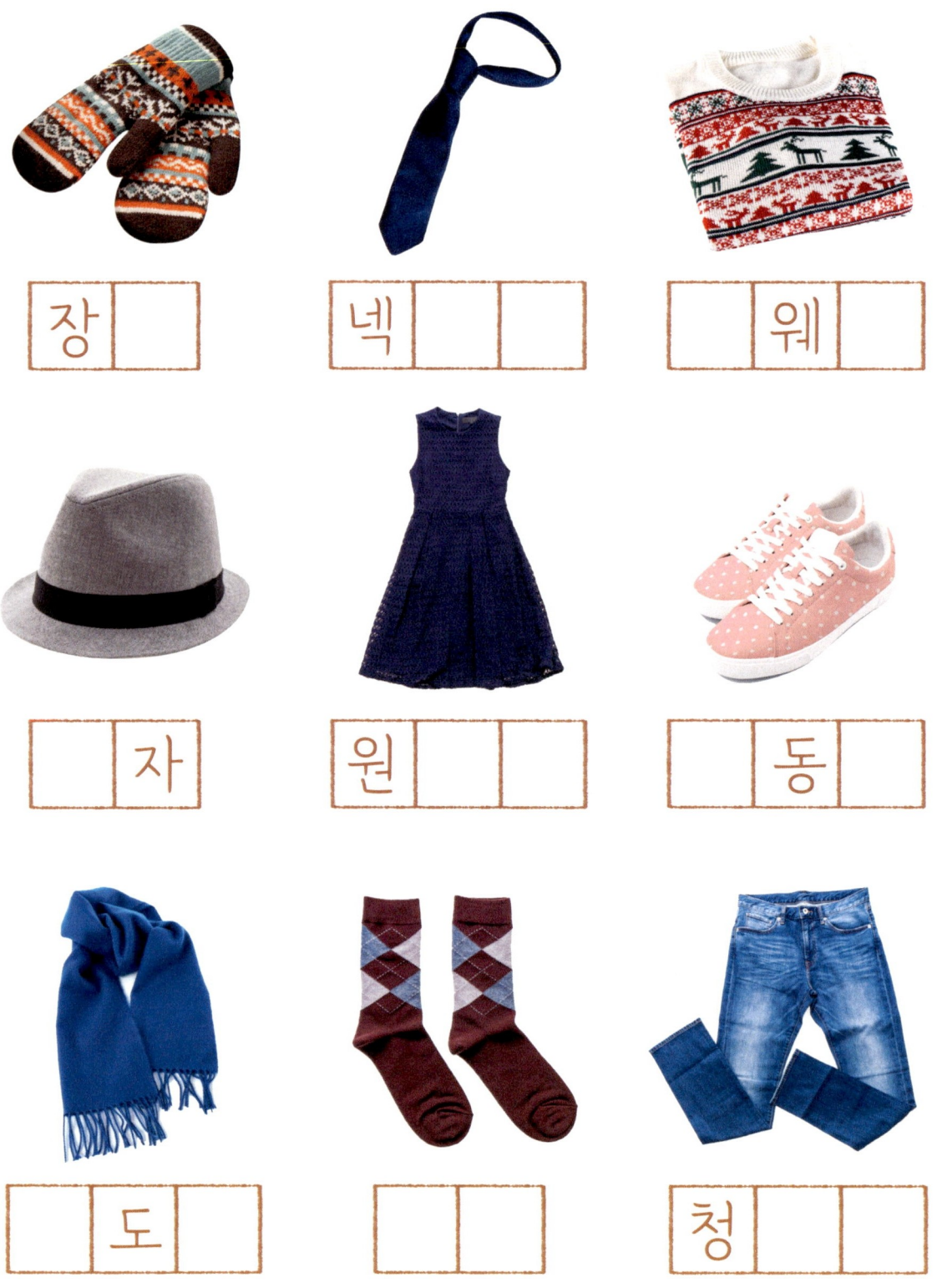